DE L'IDENTITÉ D'ORIGINE

DE COMPOSITION ET DE PROPRIETÉS MEDICALES

DES SOURCES MINÉRALES

DU BASSIN DE VICHY

ET DE

L'AVANTAGE QUE PRÉSENTE POUR LA CONSOMMATION A DOMICILE

L'USAGE DE

L'EAU DES SOURCES FROIDES

DES CÉLESTINS OU DE St-YORRE

CONTRE LES MALADIES DE L'ESTOMAC, DU FOIE ET DES REINS

RIOM

IMPRIMERIE DE G. LEBOYER, 3, RUE PASCAL

1865

MÉMOIRE

Présenté par M. N. LARBAUD

PHARMACIEN A VICHY

ET PROPRIÉTAIRE DES SOURCES MINÉRALES NATURELLES DE SAINT-YORRE

A l'appui de son recours au Conseil d'État

Contre les *dispositions prohibitives* de l'art. 3 de l'arrêté ministériel
du 30 janvier 1863.

CONSEIL D'ÉTAT DE L'EMPIRE FRANÇAIS

Présidence de Son Exc. M. VUITRY.

SECTION DU CONTENTIEUX

PRÉSIDENCE DE M. QUENTIN-BAUCHART.

L'EAU DES SOURCES MINÉRALES DE SAINT-YORRE EST DE L'EAU DE VICHY
AU MÊME TITRE QUE CELLE DE LA GRANDE-GRILLE, DE L'HÔPITAL, DES
CÉLESTINS ET D'HAUTERIVE.—LES RAISONS D'INTÉRÊT PUBLIC QUI S'OP-
POSERAIENT A CE QUE L'EAU DES SOURCES DE SAINT-YORRE NE SOIT AN-
NONCÉE ET VENDUE SOUS LE NOM D'*Eau de Vichy, sources de St-Yorre,*
EXISTERAIENT, PAREILLEMENT, POUR L'EAU DES SOURCES D'HAUTERIVE QUI
SONT SITUÉES A LA MÊME DISTANCE DE VICHY, DANS LA VALLÉE DE L'AL-
LIER, PRESQUE EN FACE DES PREMIÈRES, SUR LE CÔTÉ OPPOSÉ DE LA RIVIÈRE.
— L'ADMINISTRATION NE POURRAIT, DANS TOUS LES CAS, EN DEHORS DE
TOUTES STIPULATIONS LÉGALES, ET SANS PROFIT POUR LE TRÉSOR PUBLIC,
PERMETTRE AUX FERMIERS DE L'ÉTABLISSEMENT DOMANIAL DE VICHY DONT
LES SOURCES D'HAUTERIVE DÉPENDENT, CE QU'ELLE DÉFENDRAIT AU
PROPRIÉTAIRE DES SOURCES DE SAINT-YORRE; ELLE NE SAURAIT, A CET
EFFET, CUMULER, AU SURPLUS, LE POUVOIR JUDICIAIRE AVEC LE POUVOIR
ADMINISTRATIF.

Mon but en publiant ce Mémoire est d'éclairer l'Administration supérieure et d'empêcher que sa religion ne soit encore
égarée par des assertions inexactes ou des appréciations
erronées. Les questions qui lui sont soumises en valent

la peine, tant à raison des intérêts considérables qui s'y rattachent qu'à cause du vaste théâtre sur lequel leur solution est appelée à recevoir son application. L'eau de Vichy est de jour en jour plus employée à mesure que ses propriétés médicales sont mieux connues, et qu'il est plus facile de s'en procurer ; et la métropole des établissements thermaux de l'Empire est aujourd'hui le rendez-vous de l'élite de la société de tous les pays. Les actes du Pouvoir, en ce qui concerne cette localité thermale, doivent être, plus spécialement, s'il est possible, marqués au coin de la sagesse et de l'équité, parce qu'ils touchent à la santé publique, et qu'ils ont pour témoins des représentants de tout l'univers, qui, souvent, ne jugent et ne peuvent juger de l'Administration française que parce qu'ils en voient à Vichy.

Jamais Gouvernement n'a mieux compris que le nôtre, que pour développer la richesse nationale et accroître le bien-être des populations, il fallait, *au lieu de chercher à les étouffer*, seconder les efforts de l'initiative individuelle, supprimer les entraves administratives et favoriser la concurrence.

C'est encouragé par les proclamations réitérées de ces grands principes économiques que je me suis décidé, dès 1852, à consacrer mon activité, mon mince patrimoine et le fruit de bien des années de pénibles labeurs, à mettre les sources minérales naturelles de St-Yorre en état d'être exploitées utilement (1). Je n'entreprendrai pas d'énumérer ici les misérables moyens, les procédés méprisables qui ont été mis en pratique pour faire avorter mon projet, les manœuvres de toutes natures contre lesquelles j'ai eu à lutter, pendant plusieurs années, et à l'aide desquelles mes principaux concurrents et leurs affidés avaient espéré, en se coalisant et en se prêtant un mutuel concours, arriver à la suppression (car c'était, évidemment, le but si ardem-

(1) Tel est le commencement de cette *guerre prétendue déloyale* qu'on ne craint pas de m'accuser de faire aux fermiers de l'Etablissement domanial.

ment et si audacieusement poursuivi) de l'établissement que je venais de fonder.

Après avoir, grâce à Dieu, grâce à notre auguste et bien-aimé Souverain, triomphé de toutes ces difficultés, il est assez naturel que je désire voir mes sources rendre aux malades tous les services qu'ils ont le droit d'en attendre. Or, il y a à cela un obstacle qu'il était de mon devoir de signaler à l'Administration supérieure, c'est l'interdiction qui a été faite, *uniquement*, comme je le prouverai tout à l'heure, *dans l'intérêt privé des fermiers de l'Etablissement domanial*, de donner à l'eau de mes sources le nom d'*Eau de Vichy, sources de St-Yorre*, sous lequel elles sont désignées par tous les auteurs qui ont écrit sur les eaux de Vichy depuis une douzaine d'années. Cette défense est d'autant plus arbitraire que les fermiers domaniaux vendent et ont toujours vendu l'eau des sources d'Hauterive sous le nom d'*Eau de Vichy, Hauterive*. Cette différence d'étiquette est cause qu'un grand nombre de malades aiment mieux acheter l'eau d'Hauterive à 60 centimes la bouteille ou *se résigner à se passer d'un remède qui leur serait si nécessaire*, plutôt que d'acheter l'eau des sources de Saint-Yorre à raison de 40 centimes le litre.

Il en est de même des produits de Vichy : à la faveur d'une étiquette indiquant *en gros caractères*, un prétendu *contrôle de l'Etat* (1) que les agents du Gouvernement (dit le prospectus) exerceraient sur la fabrication de tous les sels et pastilles qu'ils débitent, les fermiers du Domaine sont parvenus *à accaparer le monopole* de la vente de ces produits à mon préjudice et à celui des consommateurs.

Cet état de choses est d'autant plus grave qu'il constitue en dehors de la loi de concession, et même sans aucun profit pour le Trésor public, *en faveur des concessionnaires de l'Etablissement domanial*, une sorte de *protectorat gouvernemental* tout à fait contraire à la liberté du commerce et

(1) Il est désormais avéré que ce contrôle n'est ni praticable ni pratiqué, et que cette étiquette ne sert qu'à assurer à la Compagnie le monopole des produits de Vichy.   N. L.

de l'industrie ; et qu'il a pour résultat final une véritable spéculation sur la santé publique qui mérite de fixer l'attention de l'Administration supérieure.

C'est parce que je suis intimement convaincu que mieux renseignée qu'elle ne l'a été jusqu'à présent à cet égard, elle ne permettra pas que l'intérêt du public soit plus longtemps sacrifié à celui des fermiers du Domaine, que je n'ai pas hésité à former le pourvoi sur lequel le Conseil d'Etat est appelé à statuer.

Si, comme le prétend la Commission des eaux minérales des Bureaux du ministère de l'agriculture, du commerce et des travaux publics, c'est *dans l'intérêt de la santé publique* et pour *empêcher que les malades ne soient trompés sur la nature et sur la composition de mes eaux, que défense m'a été faite d'accoler le nom de Vichy à celui de St-Yorre, sous peine du retrait de l'autorisation de les exploiter,* il n'aurait pas été superflu, avant de prendre une décision d'une telle gravité, de consulter sur ce point le Conseil général des mines , le Comité supérieur d'hygiène publique de l'Empire, et surtout l'Académie impériale de médecine. Car, aux termes de l'art. 2 de l'ordonnance du 18 juin 1823, cette Compagnie savante a mission d'éclairer le Gouvernement *sur tout ce qui intéresse la santé publique, et notamment sur les Eaux minérales naturelles et artificielles.* Or, l'Académie n'a pas été consultée sur les inconvénients ou sur les avantages qu'il pourrait y avoir pour les malades à ce que dans mes annonces ou prospectus, *j'accole* ou *n'accole pas* le nom de Vichy à celui de Saint-Yorre. Rien, dans les trois Rapports qu'elle a eu à faire à l'Administration sur l'eau des sources de St-Yorre, ne saurait, en aucune façon, autoriser ni justifier l'interdiction dont il s'agit. Loin de là, tous les trois constatent l'identité d'origine, de composition et de propriétés de cette eau avec celle des sources qui émergent au milieu de la ville de Vichy même.

Ainsi, nous lisons dans le premier de ces rapports officiels, après les constatations analytiques :

« *L'Eau de Saint-Yorre*, comme on peut le reconnaître, *se rapproche parfaitement de la composition générale des sources nombreuses qui alimentent Vichy. Elle doit en représenter aussi les propriétés médicales* : c'est, d'ailleurs, ce qui a été constaté *par un grand nombre de médecins dont les certificats sont joints aux pièces remises à l'Académie avec la demande de M. Larbaud*, etc. (1). »

L'eau de Saint-Yorre venait alors suinter sur divers points d'une plaine appelée les *Boulets ;* c'est dans cet état que la trouva, en 1853, le chimiste de l'Ecole des mines, qui fut envoyé sur la recommandation de M. Dufrenoy, par le Gouvernement, pour analyser sur place *toutes les sources minérales du bassin de Vichy.* Déjà. *l'année précédente*, un échantillon de ces eaux, celle de Saint-Yorre non exportée, avait été adressé au bureau de l'Ecole des mines, à Paris, par M. Leroy, alors régisseur de l'établissement thermal, qui les avait recueillies de concert avec M. de Sénarmont. (Bouquet, *Histoire chimique des eaux de Vichy*, première page de l'introduction.)

Ainsi qu'on le voit, ce n'est pas d'aujourd'hui que les sources de Saint-Yorre sont comprises dans le bassin hydrologique de Vichy ; et ceux-là même qui les y ont classées seraient mal venus maintenant à contester leur similitude. Elles étaient connues de MM. A. Callou et Cᵉ, avant qu'ils ne traitassent avec l'Etat (10 juin 1853) ; la nouvelle source des Célestins, la source Larbaud aîné et Mercier, sont d'exploitation beaucoup plus récente, et leur existence, comme celle de toutes les sources artificielles de la localité, sans exception, n'était point encore constatée alors que les sources naturelles de Saint-Yorre étaient connues, usitées dans le pays, et il ne restait plus qu'à les capter. On aurait donc pu stipuler dans la convention qui est annexée à la loi du 10 juin 1853, et *à titre onéreux*, qu'il ne serait pas permis de vendre l'eau des sources ·de Saint-

(1) Par l'entremise des Bureaux du ministère de l'Agriculture et du Commerce.

Yorre sous le nom d'eau de Vichy. Il n'en a rien été ; et la seule chose que le Gouvernement ait garantie aux fermiers domaniaux, c'est l'exécution du décret du 28 mars 1848, qui interdisait les forages dans un rayon de 1,000 mètres au moins, autour des sources concédées.

On sait avec quelle rigueur fut observée cette convention, puisque l'administration, sur le rapport de M. Leroy, devenu commissaire du Gouvernement près l'établissement thermal, prétendant que par 1,000 *mètres au moins, il fallait entendre un peu plus de* 1,000 *mètres*, avait défendu à MM. Larbaud aîné et Mercier, de forer à 1,350 mètres des sources dont il s'agit. Le Conseil d'Etat n'a pas été de l'avis de l'Administration, et un Décret impérial du 13 décembre 1855 a fait justice de ses prétentions à cet égard.

Avant d'aller plus loin, je vais achever de prouver jusqu'à la dernière évidence l'identité d'origine, de composition et de propriétés des sources de Saint-Yorre et de Vichy. Pour cela faire, je n'aurai qu'à citer l'opinion des auteurs les plus autorisés.

MM. Thénard, Chevreul, Balard, Dufrenoy et de Sénarmont rendant compte à l'Académie des sciences de l'ouvrage de M. Bouquet sur les eaux de Vichy constatent l'importance de ce travail et l'exactitude des résultats qu'il indique. « Si l'on compare, disent-ils, les analyses des différentes sources du bassin de Vichy, on est frappé *d'une identité presque complète, difficilement explicable si elles n'avaient toutes une origine commune.* » (Comptes-rendus des séances de l'Académie des sciences, t. xxxix, séance du 13 novembre 1854.)

Nous reportant à l'ouvrage de M. Bouquet, nous lisons aux pages 19 et 20 ce qui suit :

« Les sources minérales du bassin de Vichy qui percent les couches lacustres et tous les terrains meubles superficiels, ont, probablement une origine commune : leur identité de composition ne laisse guère de doute à cet égard. Les eaux souterraines et l'acide carbonique qui les accompagne,

semblent d'ailleurs parcourir en tous sens et en quelque
sorte imprégner toute la masse des terrains stratifiés. De
tous côtés on les voit jaillir naturellement et partout la
sonde les a rencontrées ; il n'est pas rare, *aux environs de
Vichy*, de trouver des flaques d'eau stagnante, desquelles
s'élèvent lentement des bulles de gaz ou qui résistent plus
ou moins à la congélation, signe à peu près certain d'un
épanchement superficiel des émanations souterraines.

» Tout doit faire considérer les sources de Vichy comme
le centre de ces émanations : leur volume, leur température, leur réunion dans un périmètre assez circonscrit, ainsi
que la masse des dépôts formés par elles. Nulle part leur
trait ne paraît plus direct ; et si la sonde a partout ramené
à la surface du sol des eaux *relativement froides*, il est infi-
niment probable qu'il faut l'attribuer au peu de profondeur
des forages toujours arrêtés *à la première nappe ascendante*.

» Il n'est pas douteux, d'ailleurs, que ces eaux thermales aient leur point de départ au-dessous du terrain
lacustre, et ne soient réellement de *formation géologique*,
comme les roches cristallisées auxquelles elles paraissent
subordonnées, etc., etc...

» Enfin, dit M. Bouquet (page 24), nous compléterons
ce dénombrement des *sources naturelles du bassin de Vichy*,
en ajoutant aux sept sources existant aujoud'hui dans
l'intérieur de la ville, les deux fontaines qui sourdent
spontanément auprès de Saint-Yorre. »

Le puits artésien qui a servi de texte et de *prétexte à
toutes les équivoques* dont mes adversaires *se sont repus* pendant plusieurs années, n'existait point encore.

» Pendant cette courte période de six années (1847 à
1853), dit encore M. Bouquet (page 25), dix puits arté-
siens ont été forés sur un espace de terrain relativement
peu étendu, et ont, par suite, porté en définitive, à dix-
neuf, le nombre des issues naturelles et artificielles actuel-
lement ouvertes à la *nappe d'eau alcaline gazeuse du bassin
hydrologique de Vichy.* »

Ajoutons que ces indications de l'auteur *sur le régime des eaux de Vichy*, sont en partie empruntées au Rapport que M. Dufrenoy, dont personne, assurément, ne contestera la compétence en pareille matière, a présenté à M. le ministre de l'agriculture et du commerce, à la suite d'une mission spéciale dont il avait été chargé officiellement en 1851. (V. Bouquet, p. 25).

A la page 38 de son ouvrage, M. Bouquet complète les notions sommaires qu'il a données sur le *régime des eaux de Vichy*, par la transcription d'une notice intéressante qu'il devait à l'obligeance de M. François, ingénieur en chef des mines ; en voici le texte littéral :

« *Les eaux minérales du bassin de Vichy* jaillissent en se
» faisant naturellement jour au travers des marnes calcaires
» tertiaires et des alluvions anciennes de l'Allier. *Ces eaux*
» *paraissent liées de position et d'origine*, soit aux roches
» de porphyre rouge quartzifère, dont la vallée de l'Allier
» marque sensiblement la limite occidentale depuis l'amont
» de Vichy jusqu'au dessus de Châteldon, soit aux roches
» de basalte et de trapp qui se sont fait jour au travers des
» porphyres. »

» ..... L'ensemble de ces roches compose au *sous-sol* des
» cheminées ascensionnelles plus ou moins régulières, au
» milieu desquelles jaillissent les eaux minérales. Quelque-
» fois ces cheminées s'élèvent jusqu'au travers des sables
» et graviers qui composent les alluvions anciennes et mo-
» dernes de l'Allier. »

Aux pages 128, 129 et 152 du même ouvrage, nous trouvons le tableau comparatif de la richesse minérale des sources du bassin dont il est question dans la Notice de M. l'ingénieur François. Il suffit de jeter un coup d'œil sur ce tableau pour reconnaître leur identité de composition et admettre leur identité d'origine et de propriétés thérapeutiques.

Tableau comparatif de la richesse minérale des sources naturel-
les du bassin de Vichy et de leur température.

(Bouquet, *pages* 19, 128, 129 et 152, et 6 d'un nouveau Mémoire).

DENOMINATION DES SOURCES.	SAINT-YORRE	CÉLES-TINS.	HÓPI-TAL.	GRANDE GRILLE.
Acide carbonique libre.	1,549	1,049	1,067	0,908
Bicarbonate de soude. .	4,838	5,103	5,029	4,883
— de potasse. .	0,337	0,315	0,440	0,352
— de magnésie.	0,274	0,328	0,200	0,303
— de strontiane	0,007	0,005	0,005	0,303
— de chaux. . .	0,683	0,462	0,570	0 434
— de protoxide de fer. . .	0,010	0,004	0,004	0,004
— de protoxide de manganèse. . . .	traces.	traces.	traces.	traces.
Sulfate de potasse. . . .	0,280	0,291	0,291	0,291
Phosphate de soude . .	traces.	0,091	0,046	0,130
Arséniate de soude. . .	0,002	0,002	0,002	0,002
Borate de soude. . . .	traces.	traces.	traces.	traces.
Chlorure de sodium. .	0,555	0,534	0,518	0 534
Silice.	0,035	0,060	0,050	0,070
Matière organique bitumineuse.	traces.	traces.	traces.	traces
Totaux. . . .	8 570	8 244	8,222	7,914
Température. .	10°,50	14°,30	30°,80	41°,60

M. Bouquet classe les sources de Vichy en trois groupes ;
il range celles de Saint-Yorre dans le second avec celles
d'Hauterive et la nouvelle source des Célestins. Il fait pré-
céder cette classification des considérations suivantes :

« En résumé, *toutes les eaux minérales présentent dans*
leur composition chimique la plus grande analogie ;
elles renferment les mêmes principes ; et si les proportions
de quelques-uns de ces principes varient quelquefois, *les*
différences ne sont pas assez grandes pour détruire le carac-
tère général de ressemblance qu'elles possèdent à un très-
haut degré (Page 245).

» Toutes ces sources, voisines les unes des autres, jaillis-
sant *du sol de la même manière, ont bien certainement la*
même origine, et les variations, d'ailleurs peu considérables
qu'offre l'ensemble de la constitution chimique de leurs eaux,
doivent très-probablement être attribuées au mélange de
quelques-unes d'entre-elles avec des proportions plus ou moins
grandes d'eau douce.

» Parmi les clauses qui font *varier la température* des

2

sources minérales, nous devons placer en première ligne l'abondance de leur rendement, nous pouvons déjà dire que celles qui débitent le plus sont en général les plus chaudes. » (Bouquet, page 247.)

S'autorisant ensuite des observations de ceux qui ont examiné avant lui les variations de température en même temps que les variations de débit des sources de Vichy, MM. Berthier et Puvis en 1820, MM. François et Boulanger en 1844, M. Bouquet arrive à cette conclusion :

« Les variations de température sont donc intimement liées et en quelque sorte proportionnelles au volume du débit de la source ; ce fait étant admis, nous en trouverons l'explication dans le refroidissement plus ou moins considérable éprouvé par l'eau minérale dans son trajet ascensionnel. Lorsque le débit est abondant, l'eau traverse rapidement les terrains superficiels, n'a pas le temps de se refroidir ou du moins se refroidit peu, et, par conséquent, arrive au jour, possédant sa température initiale, ou plus exactement, en s'en rapprochant d'autant plus que son trajet a été plus rapide. Si, au contraire, le rendement de la source est faible, si son émergence est gênée par quelques obstacles, l'eau séjourne plus longtemps dans un milieu qu'elle échauffe aux dépens de sa chaleur propre, et dès-lors sa température s'abaisse.

» Tout à fait en rapport avec les faits, l'hypothèse que nous venons d'exposer nous semble, par cela même, *extrêmement probable* ; nous rappellerons ici que nous en avons déjà fait l'application à l'eau des Célestins, et que nous avons ainsi donné la raison des énormes différences de température constatées par divers observateurs, dans l'eau de cette source, laquelle, par son faible volume, est encore plus facilement impressionnable, que celle de la Grande-Grille, aux agents extérieurs. » (Bouquet, page 250.)

Pour faire croire à une différence entre les sources qui émergent à St-Yorre et celles qui émergent à Vichy même, il ne suffirait donc pas d'omettre, à dessein, la source des

Célestins, il faudrait encore prouver que la théorie qui précède est inadmissible.

Au chapitre intitulé : *Origine des eaux minérales de Vichy*, M. Bouquet fait connaître l'opinion de M. Elie de Beaumont sur ce genre de formation, considéré d'une manière générale. Il transcrit le passage suivant de l'un des Mémoires de l'éminent géologue :

« Les sources minérales sont généralement disposées par » *groupes*, dans chacun desquels existent une ou plusieurs » sources thermales principales, qui pourraient être consi- » dérées comme des volcans privés de la faculté d'émettre » aucun autre produit que des émanations gazeuses qui, » dans le plus grand nombre des cas, n'arrivent à la surface » que condensés en eau minérale et thermale. Les sour- » ces thermales principales *sont généralement accompagnées* » *d'autres sources moins chaudes*, etc.

« Les explications si claires, ajoute M. Bouquet (p. 264). et si précises de l'illustre secrétaire perpétuel de l'Aca- démie des sciences, sont de tous points applicables aux sources thermales de Vichy. Nous admettrons donc que des eaux chaudes tenant en dissolution la plupart des compo- sés salins, propres aux eaux minérales que nous avons étudiées, sortent des porphyres ou des roches vol- caniques et basaltiques qui les traversent, et s'épan- chant par des canaux multiples dans les assises infé- rieures du terrain tertiaire, *constituent ainsi le bassin hydrologique de Vichy*. Les *nappes épanchées dans les ter- rains stratifiés*, arrivent au jour par quelques orifices natu- rels, et surtout par les ouvertures tubulaires pratiquées depuis quelques années par la sonde artésienne. »

Résumant ensuite son opinion à cet égard, M. Bouquet, à la fin de son travail qui a été couronné par l'Institut, affirme net- tement « *que toutes les sources du bassin de Vichy sont d'origine géologique, et qu'elles ont bien certainement la même origine*. »

Voulant assigner au bassin hydrologique de Vichy ses limites naturelles, M. Bouquet, pour se conformer, sans doute, aux instructions que lui avait données l'Administration, s'est occupé des sources de Seuillet qui sont de Vichy à 12 kilomètres ; de Brugheas, qui sont à 6 kilométres ; de Chateldon, qui sont à 12 kilomètres ; de Jose ou de Médagues, qui sont à 30 kilomètres, et il a reconnu que ces sources contenaient à peine quelques décigrammes de bi-carbonate de soude, tandis que celles du bassin de Vichy, proprement dit, en renferment 4 à 5 grammes. (Pages 42, 114, 135 et 224.)

Aussi ce savant en a-t-il tiré la conclusion qu'il n'y avait entre ces sources et celles du bassin de Vichy aucune communauté d'origine ni aucune analogie sérieuse de composition, et, par suite, de propriétés.

Messieurs les ingénieurs des Mines de la circonscription ont, *évidemment*, partagé cette opinion, puisque dans le travail (1) qu'ils ont fait pour établir jusqu'où devait s'étendre le périmètre de protection à accorder aux sources domaniales de Vichy, ils ont compris, dans toute son étendue, le territoire des communes où émergent les sources retenues par M. Bouquet comme dépendant du *bassin hydrologique de Vichy*, notamment les sources minérales de Saint-Yorre ; aussi en m'autorisant à exploiter ces sources, l'administration m'a-t-elle enjoint de n'entreprendre sur elles aucun nouveau travail de captage ou d'aménagement sans en avoir informé, un mois à l'avance, M. le Préfêt du département. Elle a, ainsi, formellement reconnu que les sources de Saint-Yorre provenaient de la même nappe que celles de Vichy même, puisqu'elle craint que de nouveaux travaux ne puissent porter atteinte à ces dernières. Les sources domaniales *ayant été déclarées d'intérêt public*, le périmètre de protection peut leur être, dès à présent, appliqué, aux termes de l'art. 6 de la loi du 14 juillet 1856 : les dispositions qui précèdent indiquent l'intention d'en user, et conséquemment en affirment le besoin.

Cela explique aussi pourquoi, toutes les fois qu'il s'agit

(1) Ce travail est connu des bureaux du Ministère, puisqu'il a été transmis par eux au Conseil d'Etat.

des sources de Saint-Yorre, l'Administration demande l'avis de l'inspecteur des eaux de Vichy qu'elle considère, à juste titre, comme l'inspecteur de la *Localité thermale le Vichy, dans le sens du décret impérial du* 28 *janvier* 1860 ; et c'est par l'entremise du maire de Vichy que me sont faites toutes les notifications relatives à mes sources.

Enfin, j'ajouterai que cette nappe souterraine dont mes adversaires contestent aujourd'hui l'existence, *pour le besoin de la cause,* avec une remarquable unanimité, MM. Vuille-froy, Michel Chevalier et Heurtier l'ont invoquée à l'appui du projet de loi de 1856, dont l'exposé présenté au Corps législatif est inséré au *Moniteur* du 26 août 1856 ; et pour me servir des expressions de M. Lélut, dans son rapport au Corps législatif, *c'est l'existence même de cette nappe d'eau minérale qui alimente le bel établissement de Vichy* qui a déterminé l'adoption de la loi dans la séance du 14 juillet 1856, en faisant connaître l'insuffisance du périmètre de protection fixé à 1,000 mètres par le décret du 28 mars 1848. Si donc la propriété, dans l'étendue de ce périmètre, est grevée d'une servitude pareille, il est juste qu'elle jouisse des avantages inhérents à sa situation. Je les reven-dique avec d'autant plus de raison, que mes sources appa-raissaient de temps immémorial à la surface du sol dans toute la plaine des Boulets, à l'état de suintements.

Ainsi se trouve résolue cette question des limites à don-ner au bassin hydro-minéralogique de Vichy, qu'on s'est efforcé de dénaturer en les exagérant, sauf à les ramener à leurs confins naturels quand il s'agira de protéger les sour-ces domaniales.

En ce qui concerne les applications thérapeutiques des eaux du bassin de Vichy, M. Bouquet, qui n'est pas méde-cin, reconnaît comme MM. Dufrenoy, Chevreul, Balard et de Sénarmont, son incompétence. Il se borne à dire ceci : « *En réalité, ces eaux doivent emprunter leurs propriétés es-sentielles à l'ensemble même de leur composition.* » (Histoire des eaux de Vichy, page 260.

« Il faut, dit M. H. Lecoq, placer dans la série des faits dont nous ignorons la cause, la prééminence que l'expérience a donnée à chaque fontaine de Vichy pour le traitement de telle ou telle affection. A peine si quelques différences dans l'analyse peuvent motiver ces prédilections, et cependant elles existent depuis longtemps... Bien qu'une longue pratique les ait, en quelque sorte, sanctionnées, il est probable qu'on *pourrait, sans inconvénient, substituer l'une à l'autre*, mais puisque la nature a été si libérale envers cette localité, *il y aurait aussi de l'ingratitude à ne pas profiter de tous ses dons*. (Vichy et ses environs, pages 111 et 113).

Les prédilections dont parle le savant naturaliste de Clermont n'existent que pour l'usage de l'eau de Vichy sur place. « Mais lorsqu'il s'agit *des eaux de Vichy transportées*, dit M. le docteur Durand-Fardel, les principes qui doivent présider à leur administration *sont tout autres*. Une partie des différences qui existaient entre ces sources, relativement à la température, à la proportion d'acide carbonique, *se sont effacées*. Ce qu'il faut surtout considérer, c'est le degré d'intégrité relative qu'elles sont susceptibles de conserver dans leur composition et dans leurs propriétés. » (*Lettres médicales sur Vichy*).

Or, le degré d'intégrité de composition des eaux de Vichy tient principalement, tout le monde le reconnaît, à la présence de l'acide carbonique en quantité suffisante, et cette dernière contestation peut, jusqu'à un certain point, servir de mesure pour le reste. Or, voici, d'après M. Bouquet, le tableau comparatif de la quantité de gaz acide carbonique existant dans les quatre sources minérales *naturelles* (1) du bassin de Vichy, usitées en boisson :

A la source.		Après le transport.	
Saint-Yorre.	4,957 gr	Saint-Yorre.	4,904 gr.
Célestins.	4,705	Célestins.	4,654
Hôpital.	4,710	Hôpital.	3,797
Grande-Grille.	4,418	Grande-Grille	3,725

(1) Il ne saurait être question ici des sources *artificielles* de Mesdames, du Parc, de Cusset et de Lardy, ni de Larbaud, confiseur, qu'exploitent MM. Cazaux aîné et Cie, de Paris.

Les deux premières, c'est-à-dire celles de Saint-Yorre et des Célestins sont donc les seules, parmi les *sources naturelles,* qu'il puisse être utile de prescrire. « L'eau de l'Hôpital, dit M. Durand-Fardel, *est beaucoup trop souvent prescrite à distance de Vichy.* Elle contient de la matière organique en proportion beaucoup plus considérable que les autres sources ; ce qui fait qu'elle est, habituellement, *mal tolérée par l'estomac* et *présente souvent une odeur d'hydrogène sulfurée fort désagréable.* » (Voir encore page 907 du Dictionnaire général des Eaux minérales de MM. Durand-Fardel, Le Bret, Lefort et J. François).

M. le docteur Armand Rotureau, qui a publié l'ouvrage le plus complet et le plus important que nous ayons sur les eaux minérales de l'Europe, est plus explicite encore. Voici en quels termes il s'explique sur les eaux de Vichy :

« On compte à Vichy treize sources ; plusieurs ont leur point d'émergence à une distance assez considérable de l'établissement ; et l'une d'elles, la source des Dames, a son griffon sur le territoire de la commune de Cusset, quoique ses eaux soient employées à Vichy (1). Mais l'analyse chimique a démontré que, sauf *de légères différences, toutes ces sources ont la même composition. Elles doivent donc être considérées comme appartenant à un même régime hydro-minéral,* et comprises dans le même article. *Aussi les eaux de Vichy ou des environs de Vichy dont je vais m'occuper sont-elles livrées au commerce sous l'appellation commune d'eau de Vichy avec la distinction de la source qui les a fournies.* Sur ces treize sources, on en compte neuf dites de la ville, en y comprenant la source intermittente qui se trouve seule à 800 mètres du pont suspendu sur la rive gauche de l'Allier. Les neuf sources de la ville sont : 1° la source Lardy ; 2° les sources des Célestins ; 3° la source intermittente ; 4° la source de l'Hôpital ; 5° la source Brosson ; 6° la source du

---

(1) Elle est élevée au moyen d'une pompe et dirigée sur Vichy dans un canal souterrain ; reçue dans une vasque, sous la galerie nord de l'établissement domanial ; *elle fait pendant à la Grande-Grille,* et je ne sache pas que *la santé publique en ait été* sérieusement compromise. N. L.

puits Chomel ; 7° la source du Puits-Carré ; 8° la source
de la Grande-Grille ; 9° la source Lucas. Les quatre sources éloignées sont : 1° la source Larbaud ; 2° la source
d'Hauterive ; 3° la source de Saint-Yorre ; 4° la source des
Dames. » (Des principales sources de l'Europe, pages 350
et 351).

Arrivant aux effets physiologiques et thérapeutiques des .
eaux de Vichy, l'auteur constate que bue sur place, l'eau
de la source de St-Yorre a les mêmes propriétés que celles
des autres sources de la localité, et qu'elle agit de la même
manière. Elle excite la transpiration cutanée ; sous son in-
fluence, la sueur acide, à l'état normal, devient alcaline ;
l'urine, et en général toutes les humeurs acides de l'écono-
mie subissent la même modification. Il constate enfin que
l'eau de Vichy, source de Saint-Yorre, est favorable contre
les affections de l'estomac, du foie et des reins, et notamment contre la dyspepsie, les engorgements de la rate et du
foie, la goutte, le diabète et l'albuminurie (V. pages 391,
396, 402, 409 et 410).

Mais si l'eau des sources de Saint-Yorre est susceptible
de rendre sur place de tels services aux malades, bue à distance, elle est pour eux d'une bien grande utilité. C'est
à ce titre qu'elle a déjà puissamment contribué, et qu'elle
est appelée à contribuer bien plus encore, dans l'avenir, à
la réputation des eaux de Vichy. Qui ne sait, en effet, que
cette source *est la plus froide, la plus minéralisée, la plus
gazeuze* et, par suite, *la moins altérable par le transport de
toutes celles de la localité ?* qu'elle est susceptible de rempla-
cer, au loin, les sources de l'Hôpital et de la Grande-Grille,
dont les eaux sont si éminemment altérables, et qu'elle n'a
d'égale à Vichy que l'ancienne source des Célestins dont le
faible débit ne suffit pas, pendant l'été, à la consommation
sur place (1).

« L'eau de la source de Saint-Yorre, dit M. le docteur

(1) Son débit ne dépasse pas 500 litres en 24 heures, tandis que celui de
la source minérale naturelle de Saint-Yorre est vingt fois plus considérable.
N. L.

Armand Rotureau (p. 370), est employée en boisson ; elle est *la plus froide, la plus chargée de principes minéralisateurs, la plus gazeuze et la moins altérable de toutes les sources de Vichy. C'est elle qui est dans les meilleures conditions, je crois, pour supporter facilement le transport.* » Et il termine ainsi le chapitre des eaux de Vichy (p. 412) :

« On le sait, les eaux de Vichy sont, peut-être, de toute l'Europe, celles que l'on exporte en plus grande quantité ; et leurs propriétés, assurément, moins marquées qu'aux sources, sont suffisantes encore pour expliquer jusqu'à un certain point la faveur dont elles jouissent. Cependant, appliquant aux eaux consommées loin de la source ce que j'ai dit des eaux transportées en général, je m'étonne que les eaux de la Grande-Grille et de l'Hôpital, hyperthermales ou hypothermales à leur point d'émergence, soient surtout employées par les médecins et par les malades éloignés. Ces eaux souvent plus précieuses que les autres, lorsqu'elles sont ingérées sur place, sont inférieures, au contraire, après le transport. Les eaux athermales des Célestins, du puits Lardy et de Saint-Yorre *doivent être préférées ;* car ces trois sources *contiennent tous les principes que l'on recherche le plus souvent,* et elles n'ont point à perdre leur thermalité originelle comme celles de la Grande-Grille et de l'Hôpital. »

Qui pourrait dire maintenant que les sources froides du bassin de Vichy, et notamment celles des Célestins et de St-Yorre, n'ont pas été déjà, et ne sont pas désormais plus à même d'étendre au loin la réputation de notre localité, que les sources chaudes de la Grande-Grille et de l'Hôpital ? Pour en juger, il suffit de jeter les yeux sur le tableau des eaux de Vichy transportées depuis quelques années.

Il semblerait donc à propos qu'on cessât de chercher à déprécier Saint-Yorre, parce qu'il ne jaillit pas au centre de la ville de Vichy, et qu'il en est distant de quelques kilomètres ; car agir ainsi c'est, en définitive, *abuser de la crédulité publique,* et *chercher à exploiter l'ignorance.* Il y a là un intérêt général nettement caractérisé devant lequel

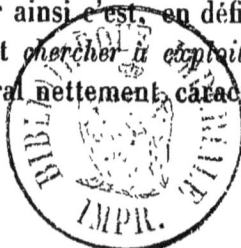

doivent disparaître toutes ces mesquines considérations d'intérêts particuliers.

Porter ces faits à la connaissance des malades, c'est faire
acte de bon citoyen ; et les cacher ne serait-ce pas un crime
de lèse-humanité ?

Il n'y a donc pas à craindre que la santé publique ne
soit compromise par l'usage que je pourrais faire du nom
de Vichy en l'accolant à celui de Saint-Yorre pour la pro-
pagation et la vente de mes eaux. C'est ailleurs qu'il faut
chercher la cause des *dispositions prohibitives* qui font l'objet
de ce pourvoi.

Elles ont été stipulées *dans l'intérêt des fermiers de l'Eta-*
blissement domanial, tout comme l'arrêté du 2 octobre
1855, pris sur le rapport de M. Leroy, commissaire du
Gouvernement près ledit établissement, pour empêcher
MM. Larbaud aîné et Mercier de forer un puits artésien
à 1,350 mètres des sources autorisées, alors que le périmètre de protection n'était que de 1,000 mètres. Cet arrêté
fut annulé pour excès de pouvoir, par un décret rendu par
S. M. l'Empereur en son Conseil d'Etat, le 13 décembre
1855.

J'ai tout lieu d'espérer que l'interdiction dont je me
plains, aura le même sort puisqu'elle a les mêmes causes ;
et à ceux qui seraient tentés de nier ces causes, je pourrais
communiquer un arrêt de la Cour impériale de Riom, rendu
entre les fermiers du Domaine et moi, le 20 août 1860.

Mes concurrents, se fondant sur les dispositions insérées
dans l'arrêté du 9 juin 1855, dont celles que renferme
l'arrêté du 30 janvier 1863 ne sont que la reproduction (1),
demandaient à la Cour ma condamnation en 10,000 francs
de dommages-intérêts pour préjudice que je leur avais
causé, principalement, *en vendant mes eaux sous le nom*
d'eau de Vichy, source de St-Yorre. Ils concluaient même

(1) On voudrait justifier l'interdiction qui fait l'objet de mon pourvoi, par
ce qu'on appelle *les antécédents de l'affaire;* en 1855, *ces antécédents preten-*
dus existaient en perspective apparemment !   N. L.

à ce qu'il me fût fait défense de mettre sur mes étiquettes, et dans mes annonces : *Source de St-Yorre, bassin de Vichy* (1). Cette dernière prétention, qui fut soulevée deux années plus tard, par le Ministère public, *au nom de l'intérêt public*, fut successivement repoussée. Mais quant au chef principal de la demande, il fut accueilli dans les termes suivants par la Cour qui me condamna aux dépens pour tous dommages-intérêts.

« En ce qui touche l'interdiction Larbaud d'accoler au nom de St-Yorre celui de Vichy; attendu que cette interdiction a été imposée à Larbaud par l'arrêté ministériel du 9 juin 1855, comme condition de l'autorisation qui lui a été donnée d'exploiter la source de St-Yorre ; *qu'elle constitue pour Larbaud une obligation dont les fermiers des eaux de Vichy*, DANS L'INTÉRÊT DESQUELS ELLE A ÉTÉ STIPULÉE, *ont évidemment le droit de se prévaloir*, etc. (2) »

Je reprochais, à mon tour, à la Compagnie fermière de l'Etat, de vendre l'eau des sources d'Hauterive, situées à la même distance de Vichy que les miennes, dans une commune non limitrophe, dans un canton et dans un arrondissement différent, sous le nom d'eau de Vichy (Hauterive). *Le fait n'a pas été contesté devant la Cour.* Mes adversaires *soutenaient hautement leur droit à une telle appellation,* et la Cour le leur reconnut *non-seulement comme un droit, mais encore comme un devoir.* (V. Arrêt de la Cour impériale de Riom, du 20 août 1860).

Que deviennent après cela les affirmations sentencieuses du commissaire du Gouvernement près l'Etablissement domanial de Vichy? Suivant lui, la Compagnie qu'il a mission de *contrôler* (3) ne vend pas l'eau des sources d'Hau-

---

(1) Personne n'avait encore songé à contester la légalité de mon exploitation, ce n'est que plus tard que l'idée en est venue à mes concurrents de Vichy et à leurs divers agents.　　　　　　　　　　　　N. L.

(2) C'est pourquoi je me suis pourvu dans les délais contre l'arrêté du 30 janvier 1863.　　　　　　　　　　　　　　　　N. L.

(3) C'est lui qui exerce, aussi, sur l'extraction des sels de Vichy, ce fameux *Contrôle de l'Etat*, dont il est tant question *sur les étiquettes. les enseignes et dans les annonces et prospectus de la Compagnie fermière*, à laquelle il rapporte injustement plus de 100,000 fr. par an.　　　　N. L.

terive sous le nom d'eau de Vichy. A l'appui de cette affirmation, il a produit *deux petits imprimés*, dont il extrait une phrase qu'il explique à sa façon. Les soins que prend M. le commissaire pour faire croire à cette allégation, sont la meilleure preuve que je puisse offrir qu'il a parfaitement compris que si la *santé publique* était intéressée à ce que l'eau des sources qui émergent à St-Yorre ne soient pas vendues sous le nom *générique* d'eau de Vichy, il devait en être de même de celles qui émergent sur le territoire de la commune d'Hauterive. Il a compris que si, en deçà comme au-delà de l'Allier, toute eau minérale qui n'émerge pas dans la ville de Vichy même, n'a pas droit à l'appellation commune d'eau de Vichy, abstraction faite de sa *provenance géologique*, les sources d'Hauterive et celles de St-Yorre. se trouvaient dans les mêmes conditions.

Si donc j'arrive à prouver que tous les jours, sous les yeux du commissaire du Gouvernement, les fermiers domaniaux vendent l'eau d'Hauterive sous le nom d'Eau de Vichy (Hauterive), j'aurai justifié par cela même plus complètement s'il est possible, mes prétentions à vendre l'eau de mes sources sous le nom d'Eau de Vichy, source de Saint-Yorre.

Il s'agit là de constatations purement matérielles, sur lesquelles aucune controverse n'est possible raisonnablement et de *bonne foi*. Or, la capsule et l'étiquette des bouteilles d'eau d'Hauterive ne diffèrent de celles des bouteilles d'eau des Célestins, de la Grande-Grille et de l'Hôpital, que par ce mot : *Hauterive*, mis à la place des mots : *Célestins, Grande-Grille, Hôpital*. Afin de vulgariser cette capsule comme propre à l'eau de Vichy, la Compagnie, dans tous ses imprimés, indique son spécimen comme *étant le modèle de la capsule scellant chaque bouteille d'eau de Vichy*. Je transcris littéralement, et je produis à l'appui sous les n°s 1 à 7, les imprimés de la Compagnie ; comme, aussi, dans l'annonce qu'elle publie depuis dix ans à la dernière page du *Petit Moniteur de la pharmacie*, nous lisons ceci : « Nota.

« Les clients se fournissant directement de toutes les eaux minérales Françaises et Etrangéres à la Compagnie des Eaux thermales de Vichy, jouiront de remises spéciales sur les *Eaux de Vichy* Grande-Grille, Célestins, Hôpital, *Hauterive*, Chomel.»

Il suit de là, manifestement, que si l'Administration s'en est rapportée aux indications fournies par ses agents à Vichy, elle a été induite en erreur de la façon la plus grave. Je ne puis attribuer qu'à des renseignements de cette nature certains passages de la lettre adressée à S. Exc. M. le président du Conseil d'Etat, par S. Exc. M. le ministre de l'agriculture et du commerce, à propos de mon pourvoi et où l'énergie que j'oppose, dans l'intérêt général, aux envahissements de la Compagnie fermière de l'Etablissement domanial de Vichy est qualifiée de la plus étrange façon, et où les rôles sont tout simplement intervertis.

On comprend d'ailleurs quel intérêt a la Compagnie à préconiser l'eau des sources d'Hauterive et à la donner de préférence à toute autre toutes les fois que les malades demandent de l'eau de Vichy, sans désignation spéciale de source : elle ne paie pas la redevance de cinq centimes par bouteille à l'hospice de Vichy, pour cette source, comme elle est obligée de la payer pour les sources qui émergent dans la commune de Vichy. Voilà pourquoi la vente de l'eau d'Hauterive, qui était à peine de 30 à 40,000 bouteilles en 1853, dépasse aujourd'hui le chiffre de 400,000 bouteilles. Voilà pourquoi, devant la Cour impériale de Riom, la compagnie n'hésita pas à maintenir son droit à vendre l'eau d'Hauterive sous le nom d'eau de Vichy, et à l'affirmer en face de l'Etat, comme en face de la Justice qui l'approuvèrent sans réserves.

Après cela, le Conseil d'Etat pensera, sans nul doute, que la santé publique est complètement désintéressée dans le débat; que la confusion qu'on paraît redouter n'existe pas (1) et qu'existerait-elle, la Compagnie fermière en aurait

(1) Toutes les fois qu'à côté du NOM GÉNÉRIQUE *d'eau de Vichy*, on mettra le *nom spécial de la source* de la localité, il n'y aura pas de confusion possible, j'en appelle à tous les hommes de bonne foi.　　N. L.

elle-même donné l'exemple. L'action de l'Administration s'est exercée en dehors de toutes considérations s'y rattachant. Elle a agi, uniquement, comme représentant le Domaine, *et dans l'intérêt même de ses fermiers.* A ce titre elle a confondu deux choses parfaitement distinctes, l'intérêt domanial et l'intérêt public. En effet, la défense qui m'est faite aurait *pour but de priver le public du bénéfice de la concurrence, comme elle aurait pour résultat d'établir un monopole au profit des fermiers domaniaux.*

De plus, si l'Administration s'était bornée à m'imposer l'obligation de désigner mes eaux de telle ou telle manière, et eût laissé au pouvoir judiciaire le soin d'apprécier les contraventions que j'aurais pu commettre à son arrêté, et de leur faire application de l'art. 411, § 15 du Code pénal, elle aurait porté atteinte à mon droit de propriété, mais elle aurait respecté le principe de la séparation des pouvoirs. Dans l'art. 3 de l'arrêté attaqué, elle indique pour sanction pénale le *retrait immédiat de l'autorisation accordée,* et elle se réserve d'appliquer cette disposition elle-même sans avoir égard à celles de l'article 2 de l'ordonnance du 18 juin 1823. Cette situation est d'autant plus anormale que représentant le Domaine dans les intérêts particuliers duquel elle a stipulé, elle s'est constituée juge en même temps qu'elle est partie en la cause. Elle a fait revivre, en quelque sorte, les dispositions, de l'article 9 de l'arrêté consulaire du 6 ventôse an XI, que l'article 20 de la loi du 14 juillet 1856 a abrogées *comme manifestement contraires,* suivant les expressions du rapporteur de la loi, *à l'esprit de la législation française sur la propriété.*

Dans ces circonstances et pour les motifs ci-dessus exposés, je me crois bien fondé à demander au conseil d'Etat, que les dispositions prohibitives de l'arrêté du 30 janvier 1863 (art. 3), qui font l'objet de mon pourvoi, soient annulées.

Vichy, le 25 avril 1865.

N. LARBAUD,
Propriétaire des sources de Saint-Yorre,
autorisées du Gouvernement.

Conseil d'État au Contentieux.

Séance du 11 août 1865.

NAPOLÉON, par la grâce de Dieu et la volonté nationale, Empereur des Français,

A tous présents et à venir, salut.

Sur le rapport de la section du Contentieux,

Vu les requêtes sommaires et ampliatives présentées pour le sieur Nicolas Larbaud, pharmacien, demeurant à Vichy (Allier), lesdites requêtes enregistrées au secrétariat de la section du Contentieux de notre Conseil d'Etat, les 27 février et 14 mai 1864 et tendant à ce qu'il nous plaise annuler pour excès de pouvoir l'article 3 d'un arrêté en date du 30 janvier 1863, par lequel notre Ministre de l'agriculture, du commerce et des travaux publics a autorisé le sieur Larbaud à exploiter, pour l'usage médical, les sources d'eau minérale qu'il possède dans la commune de St-Yorre ; ledit article enjoignant au permissionnaire de s'abstenir, sous peine de retrait de l'autorisation, d'accoler dans ses annonces, prospectus, factures ou autres pièces, le nom de Vichy, à celui de Saint-Yorre, par les motifs que la dénomination d'*Eau de Vichy* peut être donnée à toutes les sources situées dans le bassin minéral de Vichy ; que la défense faite au sieur Larbaud, par notre Ministre, ne saurait être fondée sur l'intérêt de la santé publique, puisqu'il est avéré que l'eau des sources de St-Yorre a la même composition chimique et le même effet médical que les autres eaux de Vichy que cet intérêt exige, au contraire, que chaque source d'eau minérale soit désignée non-seulement par son nom particulier mais encore par le nom générique du bassin commun, que la prohibition imposée au requérant par l'administration, a eu uniquement pour but d'éviter aux fermiers des sources de l'Etat les dangers de la concurrence et ceux d'une demande judiciaire en suppression de nom ou de marque, et qu'ainsi notre Ministre a excédé les pouvoirs de police qui lui sont conférés par les lois sur la matière ;

Vu l'arrêté pris par notre ministre, le 3 janvier 1863, notamment l'article 3 ;

Vu les observations de notre dit Ministre, en réponse à la communication qui lui a été faite des requêtes ci-dessus visées, lesdites observations enregistrées comme ci-dessus, le 9 mars 1865, et tendant au rejet du pourvoi ;

Vu le mémoire en réplique enregistré comme ci-dessus, le 30 mai 1865, par lequel le sieur Larbaud soutient notamment que la compagnie fermière de Vichy vend sous le nom d'eau de Vichy l'eau de la source d'Hauterive, située hors Vichy et dans un autre arrondissement, et déclare persister dans ses conclusions et demande, en outre, la condamnation de l'Etat aux dépens ;

Vu les autres pièces produites et jointes au dossier ;

Vu la loi des 16-24 août 1790, titre XI, l'ordonnance royale du 18 juin 1823, portant règlement sur la police des eaux minérales, la loi du 14 juillet 1856, sur la conservation et l'aménagement des sources d'eaux minérales, et notre décret du 28 janvier 1860, portant règlement d'administration publique sur les établissements d'eaux minérales naturelles ;

Ouï M. Cottin, maître des requêtes, en son rapport ;

Ouï M. l'Hôpital, maître des requêtes, commissaire du Gouvernement, en ses conclusions ;

Considérant qu'en prescrivant au sieur Larbaud de s'abstenir de faire figurer d'une manière quelconque le nom de Vichy en même temps que celui de Saint-Yorre sur ses affiches, prospectus, factures ou autres pièces, notre Ministre de l'agriculture, du commerce et des travaux publics a excédé la limite des pouvoirs qui sont conférés à l'administration par les lois et règlements ci-dessus visés;

Notre conseil d'Etat au Contentieux entendu :

Avons décrété et décrétons ce qui suit :

Art. 1er.

L'article 3 de l'arrêté de notre Ministre, en date du 30 janvier 1863, est annulé.

Art. 2.

Les conclusions du sieur Larbaud, à fin de dépens, sont rejetées.

Art. 3.

Notre garde des Sceaux, Ministre secrétaire d'Etat au département de la justice et des cultes, et notre Ministre secrétaire d'Etat au département de l'agriculture, du commerce et des travaux publics, sont chargés, chacun en ce qui le concerne, de l'exécution du présent décret.

Approuvé le 29 août 1865.

Signé : NAPOLÉON.

Par l'Empereur :

Le garde des Sceaux, Ministre Secrétaire d'Etat au département de la justice et des cultes,

Signé : BAROCHE.

Pour expédition conforme :

Le Conseiller d'Etat, secrétaire général du Conseil d'Etat,

Signé : DE LA NOUE BILLAUT.

Pour copie conforme :

Le Chef de la division du Secrétariat général au ministère de l'agriculture, du commerce et des travaux publics,

Signé : DILLÉ.

Pour copie conforme ·

Le Préfet de l'Allier,

Signé : LE MASSON.

Pour copie conforme :

Le Commissaire du Gouvernement près l'Etablissement thermal de Vichy,

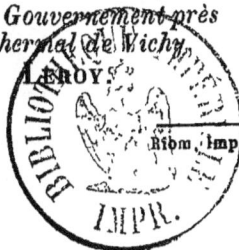

LEROY.

Riom. Imp. G. LEBOYER, 5, rue Pascal